CONFÉRENCE D'HYGIÈNE

DES CAUSES DE LA PHTHISIE PULMONAIRE
et des moyens sûrs de s'en préserver.

Par M. le Dr FERRAN

Médecin-major de 1re classe de l'armée, membre
correspondant de la Société Médicale d'émulation de
Paris, Chevalier de la Légion d'honneur.

SAINT-JULIEN (HAUTE-SAVOIE), IMP. F. CASSAGNES.

CONFÉRENCE D'HYGIÈNE

—

Des causes de la Phthisie pulmonaire
et des moyens de s'en préserver.

—

Les lamentables ravages causés en France par
la phthisie pulmonaire, n'intéressent pas seulement les familles qui en sont lésées ; ils intéressent aujourd'hui, dans leur fibre patriotique,
toutes les classes de la Société pour lesquelles
toute diminution des forces viriles de la Nation
est un péril dans le présent, et une menace
dans l'avenir. Si cette question n'a tenu jusqu'aujourd'hui qu'une très petite place dans les
préoccupations sociales, soit publiques soit pri-
vées, cela vient de ce que jusqu'à ce jour on a
regardé la phthisie comme un fléau fatal et inhé-
rent à l'humanité. Que le nombre des victimes
se comptât par dizaines de mille, et celui des
pertes sociales par douzaine de millions, qu'im-
portait, du moment qu'on ne pouvait rien pour
l'empêcher !

Il en sera désormais tout autrement lorsqu'on
saura que cette terrible maladie qui, dans nos
villes, moissonne au printemps de leur vie plus
d'un quart de nos générations, pourrait facile-
ment être conjurée, et que désormais il serait
déjà possible d'en préserver les neuf dixièmes
en s'y prenant à temps.

Malheureusement, la connaissance des moyens
capables d'assurer ce résultat est de date récente,
et n'a reçu qu'une bien faible vulgarisation

même dans le corps médical. Aussi est-il d'une urgence extrême de propager de si utiles notions qui, étant d'ordre hygiénique, *ressortent tout autant de la publicité générale que de la publicité médicale pure.* Tel est le but que nous nous sommes proposé d'atteindre ici. En un temps où l'on a vu se former tant d'associations pour la protection et l'amélioration des espèces animales, il n'est peut-être pas téméraire d'espérer qu'il pourra s'en former aussi pour la rédemption hygiénique de l'espèce humaine.

*
* *

Plus la physiologie et la médecine font de progrès, plus on s'aperçoit que la majeure partie de nos maux est le résultat de notre ignorance et de l'inobservation des lois naturelles. Il en est particulièrement ainsi pour cette altération spéciale du poumon désignée sous le nom de phthisie, maladie plus meurtrière à elle seule que la fièvre typhoïde, la variole et le choléra réunis, et dont les causes essentielles étaient restées jusqu'ici méconnues. Ces causes étant toutes d'ordre accidentel, il s'ensuit que la phthisie est une maladie toujours acquise, soit effectuellement, soit dans son germe, par l'individu ou par ses ascendants ; et qu'en supprimant la cause, on supprimerait aussi la maladie.

Que faudrait-il pour obtenir cet ineffable résultat ? — Il faudrait tout simplement arriver à inculquer dans les familles les quelques notions d'hygiène que nous allons essayer de développer aussi clairement et aussi succintement que possible.

I

Toutes les classes de la Société payent un tribut plus ou moins considérable à la phthisie pulmonaire, et les lambris dorés des demeures princières n'en préservent pas leurs hôtes. Cela vient de ce que toutes les causes qui détériorent et affaiblissent l'organisme par une action lente et continue, conduisent toutes plus ou moins à cette consomption pulmonaire.

Voici sur ce sujet l'opinion d'un très-savant et distingué médecin, M. le professeur Pidoux : (1)

« La phthisie, dit-il, n'est pas une de ces affections ayant le Ciel pour auteur ; — chronique, constitutionnelle, héréditaire, elle naît de maladies qui, telles que la scrophule, la goutte, l'arthritisme, l'herpetisme, la siphilis, pourraient à la rigueur ne pas exister *et dont on aurait pu empêcher la dégénération.* »

Néanmoins la filiation n'est pas immédiate. Ces maladies ne sont que des causes préparatoires. Le plus souvent la phthisie arrive comme une sorte de produit spontané, sans autres antécédents qu'une habitation plus ou moins longue dans un air confiné ou insuffisamment renouvelé.

De toutes les causes de la phthisie, celle-là est la plus puissante, la plus intense et la plus universelle. Depuis longtemps cette cause était bien connue, et maints auteurs avaient fait la remarque que les professions en plein air, de même que les armées en campagne, ne comptaient que très-peu de phthisiques. Mais personne n'eut osé croire à quel point cette privation d'air pur est destructive pour l'organisme comme pour l'appareil respiratoire, si la statis-

---

(1) Voir les *Etudes générales et pratiques sur la phthisie* de cet auteur. Cet ouvrage, fruit de trente années de pratique médicale, a été couronné, l'an dernier, par l'Académie de médecine.

tique n'était venue apporter sur ce point une démonstration aussi lumineuse qu'irrécusable.

Il résulte, en effet, d'une statistique toute récente, publiée par M. le D' Mascarel, sur les maladies des employés des chemins de fer français que « sur un personnel d'environ cent mille employés, chiffre rond, 75 mille sont employés dans le service actif et 25 mille dans les bureaux. Eh bien ! pendant une période de 7 ans, 16 hommes, sur 75 mille, sont morts de la phthisie, et 416, sur 25 mille, ont succombé à la même maladie, pendant la même période, dans le service des bureaux. Le travail des bureaux, voilà ce qui engendre la maladie dont nous nous occupons. Nous ne connaissons pas d'argument plus péremptoire en faveur du travail en plein air, malgré l'influence de toutes les intempéries, non-seulement des saisons, mais encore de chaque jour. Les poseurs, les gardes de ligne, les gardes de nuit, les conducteurs des travaux et des trains, tous ces hommes qui passent douze, quinze et quelquefois dix-sept heures dehors, exposés pendant l'année entière à toutes les vicissitudes atmosphériques, tantôt sous des tunnels glacés, tantôt dans des tranchées sablonneuses brûlées par le soleil ; tous ces hommes ne sont presque jamais malades. Voyez, au contraire, l'homme de bureau : tout est réglementé dans son service. — Il prend ses heures de repas, de sommeil et de travail à des heures fixes; il est bien chauffé, bien vêtu, bien éclairé ; mais à lui sont dévolus les rhumes, les angines, les coryzas, les congestions vers les extrémités supérieures, les bronchites à répétition et, tôt ou tard, les maladies chroniques de l'appareil respiratoire (1). Ainsi dans le service des chemins de fer, la proportion des phthisiques du service actif est à celle des bureaux comme 1 est à 82, chiffres à peine croyables s'ils n'avaient

(1) Voir dans la *France médicale*, année 1875, p. 419.

pas toutes les garanties possibles d'authenticité. »

C'est que l'homme ne vit pas seulement des aliments qu'il ingère dans son estomac. La respiration d'un air pur, lui est tout aussi nécessaire, et lorsque cette condition vient à faire défaut, il y a bientôt cause de malaise ou de maladie. Or, l'air qui a servi à la respiration humaine ou animale n'est plus un air pur, et comme chaque individu fait passer et rejette par son appareil respiratoire environ 90 litres d'air par heure et, conséquemment, de 7 à 8 mètres cubes par journée, il s'ensuit que très-peu d'heures suffisent pour vicier l'air d'une salle habitée par plusieurs individus et laissée complètement close. Cette altération de l'air est d'autant plus forte qu'il vient s'y ajouter une somme plus considérable d'émanations provenant de la transpiration cutanée et, dans certains cas, il peut s'en suivre un empoisonnement immédiat sous forme de typhus. Il en existe des exemples mémorables. « Dans un procès célèbre qui eut lieu en Angleterre, au XVIIe siècle, et qui avait attiré dans la salle des séances du tribunal un nombre considérable de personnes, l'atmosphère méphitique respiré pendant les débats occasionna un typhus qui fit plus de 300 victimes. »(1)

Aujourd'hui il est bien reconnu que la plupart des cas de fièvre typhoïde, ainsi que les typhus des camps, des hôpitaux et des prisons, n'ont d'autre origine que la respiration d'un air méphitiquement vicié. Voilà pour les cas extrêmes et exceptionnels. Dans les circonstances ordinaires, l'insuffisance habituelle et prolongée d'air pur diminue peu à peu la vitalité des globules du sang; affaiblit graduellement tous les ressorts de l'organisme, diminue la force de résistance et de réaction de l'organe respiratoire, et amène finalement son altération.

----

(1) Éléments d'Hygiène générale de Louis Cruvéilhier, p. 42.

Ce résultat est fatal et immanquable. Il met
un temps plus ou moins long à se produire, sui -
vant la constitution des individus. Chez les na-
tures robustes et habituées de père en fils à la
vie en plein air, cela n'arrivera qu'à la deuxième
ou troisième génération. Au contraire, chez les
individus dont les ascendants ont vécu de père
en fils dans un air confiné, la phthisie pulmonaire pourra se produire au premier écart de
régime ou avec le moindre dérangement de
santé.

L'action continue d'un air confiné, en dimi-
nuant la vitalité des globules rouges du sang,
augmente la quantité des globules blancs ainsi
que le développement des tissus blancs dits
lymphatiques ; et si à cela viennent se joindre
la privation de chaleur et de lumière solaire,
le lymphatisme s'accentue de plus en plus et se
change en *scrophule*. Or, ainsi que l'enseignent
tous les auteurs, la scrophule est, de toutes les
maladies celle qui, en se transformant, fournit
le plus grand nombre de phthisiques. Si, à
l'insuffisance habituelle d'air pur, vient se joindre l'insuffisance de la nourriture et du vêtement, on conçoit de reste que la phthisie aura
des conditions plus favorables encore pour se
produire.

Une autre cause indirecte mais puissante de la
phthisie existe dans l'insuffisance relative de
l'élément respirable, c'est-à-dire de l'air pur
par rapport à la quantité de principes alimen-
taires introduits dans le sang par la digestion.
Chez les individus casaniers et adonnés en même
temps aux plaisirs de la table, cette dispropor-
tion des deux principes essentiels de la nutrition,
occasionne inévitablement la goutte ou bien
d'autres variétés de maladies qui plus tard, par
une transformation ultérieure, engendrent la
phthisie dans une des générations suivantes. (1)

---

(1) Des générations de goutteux, puis de dartreux.

Autre particularité non moins remarquable ; c'est que les altérations constitutionnelles du sang, soit par le vice dartreux, soit par le virus syphilitique, lesquelles sont également reconnues comme conduisant à la phthisie, *lorsqu'on n'a pas pris soin d'en empêcher la dégénération,* n'ont pas de remède plus sûr et plus efficace que la vie en plein air.

Il résulte de tous ces documents que l'insuffisance continue d'air pur conduit toujours à la phthisie au bout d'un temps plus ou moins long. Les formes et aspects sous lesquels se présente la maladie sont simplement variables suivant que l'insuffisance d'air pur affecte des poumons déjà plus ou moins débilités, d'un tempérament lymphatique ou scrophuleux, se nourrissant d'une manière insuffisante, souffrant du froid humide; ou bien, suivant qu'elle affecte des personnes ayant toutes les conditions de bien-être, et chez lesquelles la phthisie reconnait pour cause prédisposante une affection hériditaire de nature goutteuse, dartreuse, etc. (1) Chez ces derniers, la maladie suit toujours une marche moins régulière et s'accompagne beaucoup plus que chez les autres de désordres nerveux.

Quelles que soient d'ailleurs la marche et l'aspect de la maladie, ce qui la constitue essentiellement, c'est la diminution de vitalité et la détérioration des éléments circulatoires qui la préparent lentement et qui ont envahi l'organisme avant que d'amener l'altération du poumon.

Quant à cette dernière phase, dès qu'elle se produit, elle a pour effet de diminuer directe-

vont s'éteindre dans la tuberculose, en même temps que des milliers d'individus, marqués du cachet de la scrophule abatardie et dégénérée, arrivent à l'altération tuberculeuse ultime. (Pidoux. Loc. cit. p. 245).

(1) Dans le premier cas, on a affaire le plus souvent à la variété dite *caséeuse* ; dans le second cas, à la variété dite *granuleuse.*

ment le champ de la respiration et, par conséquent, de diminuer la quantité de sang vivifiable
à chaque inspiration. De là un nouvel abaisse-
ment de la vitalité du sang qui, arrivée à ce
point, imprime à l'organisme une tendance plus
marquée à la putridité et aux productions morbides et purulentes.

La diminution de la circulation de l'air dans
les poumons y modifie plus ou moins profondé-
ment les bruits respiratoires habituels, et c'est
à ces modifications que les médecins reconnais-
sent la présence et l'extension plus ou moins
considérable de la maladie.

— 2 —

Il est facile de comprendre par cet exposé
pourquoi la phthisie pulmonaire est rare dans
les campagnes et très-fréquente au contraire
dans les villes. C'est qu'à de rares exceptions
près, la privation d'air pur est rare parmi les
gens qui habitent la campagne. Dans les villes,
rien n'est plus fréquent, non-seulement dans les
ménages ouvriers, mais encore dans toutes les
classes de société. L'ignorance et l'inconscience
sont en quelque sorte générales à ce sujet. Aussi
la phthisie prend-elle ses victimes un peu partout, sur tous les degrés de l'échelle sociale.
Il en sera ainsi tant que les causes dangereuses
que la statistique et l'observation ont si bien
mis en relief, seront méconnues et que leurs le-
çons ne seront pas écoutées.

Il en sera ainsi tant qu'une surveillance plus
active ne sera pas exercée sur l'aération, non-
seulement dans les familles, mais encore dans
tous les locaux où se fait l'éducation et l'instruction de la jeunesse, tels que salles d'asile, pen-
sions, lycées, écoles primaires, etc. A peu d'exceptions près, la plupart de ces établissements
laissent à désirer au point de vue qui nous occupe.
Les élèves internes surtout peuvent y courir les

plus grands dangers, car, dans toutes les salles, les élèves se trouvant réunis en grand nombre, même dans celles destinées au sommeil, il s'ensuit qu'ils sont toujours en communauté de respiration dans un atmosphère plus ou moins vicié, et qu'ils ne respirent un air pur qu'aux heures des récréations. Un établissement aurait beau être situé en pleine campagne et dans le meilleur air possible, si les salles d'étude et de classe sont tenues closes après le départ des élèves, l'air respirable pourra bien ne pas y être pur et produire des effets fâcheux.

Souvent les mêmes conditions défavorables d'aération suivent les jeunes gens, les uns dans les ateliers, les autres dans les écoles spéciales soit civiles soit militaires; les autres dans les casernes pendant le stage plus ou moins long de la vie militaire. Aussi la mortalité pour cause de phthisie est-elle considérable parmi ces adolescents et n'épargne-t-elle aucune génération.

Dans l'armée, la phthisie fait perdre tous les ans aux effectifs, moitié par réforme, moitié par décès, de 15 à 16 cents jeunes gens (1), chiffre affligeant et effrayant à la fois, car il est pris sur des contingents d'élite d'où ont été déjà éliminés quantité de rachitiques, de myopes et de petits crevés.

Mais c'est dans la population ouvrière des villes que la phthisie fait ses plus cruels ravages; car pour toutes les industries s'exerçant en chambre ou dans des ateliers clos, l'insuffisance et la viciation de l'air sont la règle pendant les 3/4 de l'année.

A Lyon, ce sont les ouvriers en soie et les tisseurs de toute nature qui payent le plus lourd

---

(1) On sait que les congés de réforme ne sont jamais donnés que lorsque la phthisie est bien déclarée et nettement caractérisée. En 1869, le chiffre des décès a été de 811, et celui des réformes de 593, total : 1404. — En 1872, le chiffre des décès a été de 546, et celui des réformes de 1076, total 1622.

tribut, et cela uniquement par suite de leur
ignorance et de leur incurie. On ne saurait
croire, lorsqu'on n'en a pas été témoin, à quel
point est poussée chez la plupart la négligence
de l'aération.

Chez presque tous ces ouvriers, tous plus fou
moins manufacturiers quant au travail, et formant une populations de plus de 50 mille personnes, le même appartement sert à la fois,
pour chaque famille, d'atelier contenant de un
à trois métiers, de dortoir, de salle à manger,
et l'on y vaque également à tous les autres soins
du ménage. Quelquefois la cuisine fait partie de
l'atelier, quelquefois elle en est séparée. Les
métiers sont établis sur le devant, contre les
fenêtres, pour que l'ouvrier y voie le plus clair
possible, et la partie opposée est disposée en
alcoves peu spacieuses et fermant par des rideaux.
Quoique l'espace d'aération ne manque pas, il
arrive néanmoins, par suite d'habitudes invété-
rées et de la tendance naturelle à se garantir du
froid tout en économisant le combustible, que
pendant huit mois de la saison froide ou humide,
on n'ouvre que peu et rarement les fenêtres.
Il en résulte que les ouvriers et leurs familles
séjournant nuit et jour dans le même air, celui-
ci se vicie non-seulement par le fait même de
la respiration de plusieurs personnes, mais encore par des émanations de l'alcove, par celles
des aliments, par celles des fourneaux et des
lampes, etc.

La viciation de l'air, habituellement très-
forte dans la partie occupée par les métiers, l'est
bien d'avantage dans les alcoves où il arrive
quelquefois qu'il n'est jamais renouvelé de tout
l'hiver. Il ne faut donc pas s'étonner si les maladies de poitrine et la phthisie trouvent là à
faire tant de victimes! Chez les enfants surtout
qui, pour leur croissance, ont encore plus be-
soin d'air pur que les grandes personnes, cet
état de choses est éminemment pernicieux;

aussi, une infinité d'entr'eux n'atteignent-ils pas l'âge de puberté. Arrêtés dans leur croissance, ils succombent par suite du rachitisme, du carreau ou de la phthisie. C'est vraiment pitié de voir combien il y a, en cette circonstance, de soins affectueux, de temps précieux et de sacrifices pécuniaires, dépensés, en pure perte, par les parents qui ne se doutent pas, hélas! qu'il ont été eux-mêmes les artisans de la maladie, qui ne se serait pas produite si l'enfant eut respiré, depuis sa naissance, une quantité suffisante de cet air pur que la nature fournit gratuitement.

Aussi ne saurait-on trop leur enseigner et leur répéter que cet air pur est tout aussi indispensable pour la poitrine et pour la santé que le pain et les comestibles le sont pour l'estomac.

Le jours où ils seront convaincus de cette vérité, ils sauront bien trouver d'eux-mêmes les modifications, les plus simples et les plus pratiques, pour obvier à de si graves inconvénients, et l'attachement à leurs métiers, qui est un de leurs caractères distinctifs, serait bien plus grand encore lorsqu'ils verraient que ce genre de travail est aussi sain que tout autre. Pourquoi d'ailleurs n'obtiendrait-on pas des propriétaires, à l'époque de chaque renouvellement de bail, des ventouses d'aération conduisant l'air pur jusque dans les alcoves les plus reculées ainsi que l'apposition de vasistas en nombre suffisant.

S'ils veulent maintenir leurs familles en bonne santé et les rédimer de la phthisie dans l'avenir, il est indispensable que les ouvriers travaillant en chambre se mettent, autant que cela est possible, dans les conditions des ouvriers travaillant au grand air. Dans les belles journées de printemps, de l'été et de l'automne, toutes les fenêtres devraient rester largement ouvertes, et ne se fermer la nuit que pendant les

heures du sommeil, et tout juste assez pour ne
pas causer de brusque refroidissement pendant
ces heures de repos. Aujourd'hui, telle est la
force de l'habitude, que même pendant les plus
beaux jours, on voit la plupart des fenêtres
rester closes comme en hiver.

Mais ne nous étonnons pas outre mesure de
la négligente ignorance des ouvriers sur ce
point. Ils ne font que suivre en cela l'incurie
et la routine générale, ils pourraient même in-
voquer, pour justifier leur manière de faire,
l'exemple des établissements hospitaliers où l'air
est le plus souvent aussi confiné et aussi impur
que celui des ateliers. Et cependant les hôpitaux
ont à leur tête des administrateurs désintéressés,
censément éclairés, et qui ne peuvent arguer de
leur ignorance. Mais chez eux aussi, la routine
et les spécieux motifs d'économie sont plus forts
que les avertissements de l'hygiène et de la
médecine. Aussi les hôpitaux sont-ils pour bien
des maladies, et pour les phthisiques en particulier, des lieux très-défavorables.

Sans doute, les poitrinaires trouvent là des
soins constants et minutieux, des aliments sains,
des consolations et des médicaments; mais ce
qu'ils n'y trouvent jamais, au grand jamais, c'est
leur guérison. C'est qu'il y manque pour cela
l'élément essentiel, à tel point que des enfants
qui seraient élevés dans ce milieu, ne tarderaient
pas à y perdre la santé et à y prendre tous les
germes de la phthisie ou de la scrophule. Que
de réformes importantes restent encore à opérer
à cet égard ! Du moment qu'il est avéré que la
conservation de l'appareil respiratoire et l'inté-
grité de la nutrition générale ne sauraient se
soutenir en dehors d'un air pur et incessam-
ment renouvelé, il est évident que ces mêmes
conditions sont encore plus nécessaires lorsqu'il
s'agit de ramener à l'état normal des poumons
déjà altérés. Par conséquent, dans nos hôpitaux,
jamais les phthisiques ne devraient être traités

dans les salles communes ainsi que cela se pratique malheureusement partout.

Pour remédier à la débilitation générale ainsi qu'à la tendance aux formations et sécrétions putrides du poumon, qui constituent le fond de la maladie, on a beau donner les reconstituants toniques les plus actifs, tels que la viande crue alcoolisée, l'huile de foie de morue alcoolisée, les consommés et thés de bœuf les plus nutritifs, les vins les plus toniques : on a beau administrer aussi concurremment les meilleurs reconstituants minéraux, tels que lacto-phosphates, hyposulfites, préparations ferrugineuses et arsénicales, etc., etc., tout cela ne mène à rien si le malade ne respire pas un air parfaitement pur. Or, l'air qui a servi à la respiration d'un certain nombre de personnes, ainsi qu'il arrive dans les salles d'hôpital, est un air doué de propriétés malfaisantes pour l'appareil pulmonaire, et qui suffit pour neutraliser les effets des traitements les mieux appropriés.

Des chambres isolées, de vastes promenoirs contenant un air pur et bien tempéré ; voilà ce qu'il faudrait pour les phthisiques et ce que les hôpitaux n'ont encore pu jusqu'ici leur donner.

— 3 —

La vie au grand air est, en effet, le remède préservatif par excellence de la phthisie et, jusqu'à un certain point, son remède curatif, à la condition que la maladie soit à son début et qu'on puisse respirer *un air tempéré*, à l'abri du grand froid comme de la chaleur torride.

Loin de nous l'idée de prétendre que les remèdes habituels de la thérapeutique doivent être délaissés ou regardés comme inutiles. Ils peuvent, dans bien des cas, aider à la guérison et avoir une très grande utilité. Mais il y aurait danger à croire qu'ils sont les remèdes les plus essentiels, alors qu'ils ne sont que des moyens adjuvants. Jusqu'ici c'est l'opinion contraire qui a régné dans la science, c'est pourquoi les stations hibernales actuelles, telles que Cannes, Nice, Pau, etc., n'ont ni vastes jardins d'hiver, ni quoi que ce soit qui puisse tenir lieu du grand air pendant les longues périodes de bise ou de mauvais temps qui ne sont pas rares dans certaines années ; sans compter que même dans les plus beaux jours de l'hiver, la froidure des nuits et des matinées ne permet guère la sortie, dans ces stations, avant dix heures du matin et après quatre heures du soir.

Sous ce rapport, l'immigration temporaire ou définitive en Algérie serait pour les phthisiques un moyen de guérison bien autrement puissant. Aujourd'hui, grâce à l'extension des cultures, aux chemins de fer et aux communications de toute sorte, l'Algérie commence à n'être plus qu'une annexe de la France. Encore un certain nombre d'années, et elle en sera le plus beau joyau. Demandez à tous ceux qui l'ont habitée dans des conditions moyennes de bien-être et de santé : il est bien rare que ce pays ne leur ait pas laissé une impression des plus favorables. C'est comme un charme fascinateur qui reste bien longtemps dans le souvenir.

D'où cela peut-il provenir ? D'une seule cause à mon avis : c'est qu'en Algérie la majeure partie de l'existence se passe en plein air.

Aussi le climat algérien, particulièrement dans toute la partie qui confine le littoral, est-il éminemment favorable à la guérison de la phthisie. Ce n'est que par exception qu'on voit des cas de phthisie se développer sur place, et encore cela n'arrive-t-il que dans une certaine population des villes menant une vie plus ou moins déréglée, ou bien chez des personnes minées par de longs chagrins.

Pour arriver à préciser jusqu'à quel point était réelle pour les poitrinaires, l'influence bienfaisante du climat algérien, une enquête a été ouverte sur ce sujet, en 1866, par les ordres du Gouverneur général, sur la demande de la Société de climatologie. Le résultat en a été publié par les soins de cette société, dans son deuxième bulletin de l'année 1874.

M. le D' Feuillet, rapporteur choisi par la Société, n'est autre qu'un phthisique guéri par les effets du climat algérien. Ecoutons-le, il va nous exposer, mieux que nous ne pourrions le faire, les causes qui ont déterminé l'enquête et les résultats qu'elle a mis en lumière.

« Envoyé, dit-il, en Algérie comme médecin militaire, en 1845, sous le coup d'une phthisie pulmonaire rapidement conduite au deuxième degré par les froids brumeux du nord de la France, nous dûmes constater, après trois années de séjour dans des localités essentiellement fébrigènes, que la maladie s'était éteinte sans nous avoir entravé un seul jour dans l'exercice souvent pénible de nos fonctions médicales, soit aux hôpitaux et ambulances, soit en expéditions militaires, trop souvent agrémentées d'incidents de température brusques et variés. — Or, la maladie était pourtant certaine. La diagnostic de nos chefs et camarades de France et d'Algérie devait être, pendant cette même période de notre lutte heureuse contre le mal, trop malheureusement confirmé par la mort de deux jeunes gens de notre famille, mort dont la cause, suivant les avis compétents, était une fonte tuberculeuse. Il y avait donc héridité, situation grave entre toutes.

« Témoin médical fort intéressé de notre cas particulier, nous eûmes dès lors la tentation invincible de suivre les faits de même nature qui se produisaient autour de nous. La moisson fut abondante et de bonne qualité. Mais elle ne nous suffit pas, nos aspirations étaient plus ambitieuses.

« En effet, si constantes que soient les recherches d'un seul ; si productives qu'elles

puissent être, elles ne revêtent jamais le carac-
tère d'une vue d'ensemble capable d'inspirer la
foi.

« Tout ce qui nous avions vu et lu forçait
notre conviction à l'endroit de *l'immunité anti-
phthisique* de l'Algérie, mais comment la faire
partager à d'autres, et rendre son évidence ir-
résistible ? Dans les procès de ce genre, il faut,
aux témoignages invoqués, nombre et autorité ;
— le nombre, qui constate une masse im-
posante d'expérimentations en même temps que
les preuves de virtualité spéciale de la grande
majorité des localités du pays ; — l'autorité,
qui naît de la valeur des témoins, de la certi-
tude de leur honnêteté scientifique.

« Une enquête générale pouvait seule satisfaire
à ce désiratum. Mais quelle initiative privée eût
pu l'entreprendre et la faire réussir ? L'inter-
vention de l'autorité devenait dès lors une nécessité, et il suffit, nous le signalons avec recon-
naissance, que le bureau de la Société de climatologie d'Alger portât ce vœu à M. le maréchal
de Mac-Mahon, pour qu'il devint bientôt une ré-
alité. L'enquête fut immédiatement résolue et
mise à exécution. Elle se fit, comme on peut en
voir la preuve dans nos tableaux, partout en
Algérie, de Nemours à Calle, du littoral aux
points extrêmes du sud, à l'aide d'un questionnaire et d'une lettre officielle dont les exem-
plaires sont joints à ce rapport. Aucun autre
document n'accompagnait ces pièces. En les
consultant on verra que l'impartialité la plus
entière les avait inspirés. Aucune personnalité
n'était mise en avant. On y demandait simplement la vérité et les témoins ont répondu.

« Ils sont au nombre de 125 : tous médecins
chefs de service, civils ou militaires. 103 d'entr'eux ont répondu au questionnaire entier ; 22,
à défaut de chiffres, ont établi leur opinion sur

la multiple demande numéro 54. (1)

« Quelques chiffres diront de suite l'importance du résultat. Les observations de nos 125 témoins embrassent en somme près de 600 mille âmes; mentionnent un million de malades environ, et 94 mille décès de toutes causes. — Ces 94 mille décès généraux donneraient, en France, bien près de 19 mille décès phthisiques, à l'évaluation reçue de 25 pour cent. Ici ils en fournissent 5,300, soit le quart environ. Et, pour ne citer que les résultats Européens, les 68,800 décès de cette provenance, n'en donnent que 4,200, au lieu de 17 mille qu'ils auraient en France, soit moins que le quart.

« D'après notre enquête, la mortalité phthisique n'est donc en Algérie que *moitié* de celle des trois ou quatre points les plus favorisés sous ce rapport, et le *cinquième* de la moyenne normale de l'Europe. »

Il résulte des témoignages unanimes de l'enquête que, chez les phthisiques immigrants, l'affection, lorsqu'elle n'a pas dépassé le premier degré, guérit habituellement ou reste indéfiniment stationnaire. Chez ceux arrivés au deuxième degré, les guérisons sont plus rares; mais chez presque tous, l'existence s'allonge de quelques années. — Quant à ceux arrivés au troisième degré, l'immigration ne doit pas leur être conseillée, car ils ne peuvent en tirer d'autre avantage que celui d'échapper à la neige ou aux froids brouillards et de voir les derniers jours de leur existence adoucis par les rayons d'un soleil bienfaisant.

Parmi les dépositions contenues dans l'enquête, nous citerons les deux suivantes qui sont caractéristiques :

« Pendant plus de vingt ans de service à la

_____

(1) La question 54 embrasse l'origine, le développement, les temps d'arrêt et la préservation de la phthisie en Algérie pen   verses saisons.

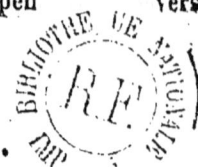

douane à Alger, dit M. le Dr Agnély, et sur un personnel de 150 à 200 employés, nous n'avons eu que cinq à six phthisiques qui tous ont guéri. Pendant le même laps de temps, cent à cent vingt pensionnaires du Lycée n'ont jamais offert un seul cas de maladie tuberculeuse et même de prédisposition certaine à cette maladie. »

Voici celle de M. Vezien, médecin principal de l'armée, qui a longtemps exercé en Algérie : « L'air pur, dit-il, est le plus grand préservatif de la phthisie. La lumière et la chaleur ajoutent à son influence. Les armées en campagne ont peu de phthisiques. En Algérie, le climat très doux permet, en toute saison, la vie au grand air. Malte, Naples, Toulon, ont beaucoup de phthisiques, parce qu'on y vit dans un air con- finé, malgré la douceur de leur climat. L'air confiné fait éclater le germe de l'héridité, même sans prédisposition antérieure, exemple : les lions et les singes transportés en France. »

Le grand avantage de l'Algérie pour les per- sonnes atteintes ou menacées de phthisie, c'est d'offrir non pas seulement deux ou trois de ces stations aristocratiques où l'on n'achète qu'à grands frais sa part de promenade et de soleil ; mais bien d'avoir aussi, pour les ouvriers et les gens peu fortunés, toute une série de localités et de villes plus ou moins considérables, parmi lesquelles chacun peut choisir la résidence qui convient le mieux à son tempérament, et qui lui assure en même temps les meilleures condi- tions de travail et de gagne-pain.

Pour ne citer simplement que les localités les plus favorables, celles situées sur le littoral : à côté des grands centres tels que Oran, Alger, Philippeville, Bone ; il existe une foule d'autres petites villes telles que Nemours, Arzeu, Mers- et-Kébir, Mostganem, Ténès, Cherchell, Ma- rengo, Coliah, Blidah, Bouffarik, Focra, l'Alma, Delis, Bougie, Djidjeli, Collo, Jemmapes, St- Charles, La Calle, etc., susceptibles d'offrir un séjour propice aux poitrinaires.

Parmi ces localités, il en est plusieurs qui, autrefois décimées par les fièvres intermittentes, sont devenues très-saines par suite de la continuité et de l'extension des cultures. Déjà depuis 1868, la mortalité est bien moindre en Algérie qu'en France. aussi bien pour la population civile que pour l'armée. Aussi comprend-on que sous la domination romaine, ce pays ait été tellement salubre que Sénèque pouvait écrire : « Qu'en Afrique on ne meurt que de vieillesse ou par accident.» Encore une vingtaine d'années de culture et l'assertion de Sénèque deviendra dans bien des localités aussi vraie que par le passé.

La mortalité en France, pour cause de phthisie étant, d'après les calculs statistiques, de 210 à 215 mille par année, on comprend combien est importante la question de *l'hygiène préventive*, et quels éminents services l'Algérie est appelée à rendre à la mère-patrie, le jour où les familles, ainsi que les associations de bienfaisance sanitaire voudront bien ne pas négliger les moyens de préservation reconnus efficaces.

— 4 —

Parmi ces moyens de préservation, il en est un laissé jusqu'ici au second plan et qu'il faut désormais placer en première ligne, surtout chez les enfants. Il consiste à aguerrir de bonne heure l'appareil respiratoire aux vicissitudes atmosphériques, en les habituant, pendant les six ou sept mois des saisons douces, à vivre et respirer le plus possible au grand air. Même pendant l'hiver, on devra profiter de toutes les belles journées pour en faire de même. — Jamais les enfants ne devraient coucher dans des alcoves, et encore moins y rester la nuit en cohabitation avec de grandes personnes.

En même temps, il sera très utile d'habituer
chez eux l'organisme à réagir, par des massages
sur tous les principaux muscles des articulations
et des membres, par des frictions alcooliques
ou bien aromatiques faites sur toute la surface
de la peau immédiatement avant les exercices du
corps, ou la promenade, enfin par des exercices
variés de gymnastique ou d'escrime.

Dans la saison d'été, l'hydrothérapie peut de-
venir aussi d'un grand secours, aussi bien en
fortifiant l'organisme qu'en stimulant les fonctions de la peau. Mais il est essentiel que cela
soit fait avec méthode et qu'après chaque séance
le corps se réchauffe de façon à ce que la réaction
soit bien complète. On devra, en outre, surveil-
ler toujours la nutrition, de façon à éviter toute
cause d'affaiblissement, et corriger autant que
possible par un régime tonique les manifestations
lymphatiques constitutionnelles.

« Chez les enfants, dit M. le professeur, Pidoux, ou chez les jeunes gens plus ou moins
prédestinés d'après leur aspect extérieur, leurs
habitudes morbides, leurs antécédents hérédi-
taires, etc., l'habitation doit être lumineuse,
exposée au sud, saine et sèche, bien aérée, et
l'alimentation réparatrice. Il n'est pas toutefois
nécessaire qu'elle soit exclusivement animale
comme on y est trop porté. Elle doit être variée,
mais à fond animal. Il sera bon de remplacer
par la gymnastique et des aliments très combus-
tibles, l'usage des vêtements trop lourds et trop
chauds. Toutefois, dans nos climats tempérés, il
sera difficile de se passer de flanelle immédiatement sur la peau. Seulement, il faudra la renou-
veler souvent et pratiquer une friction aroma-
tique sèche toutes les fois qu'on changera ce
vêtement intime. La chemise sera de coton et
non de lil. On évitera les grosses cravates et les
cache-nez à moins de froid extraordinaire ou de
voyage de nuit. On ne cherchera jamais à sup-
primer les sueurs locales habituelles des pieds,

des aisclles, etc. (1) »

Lorsqu'on a des motifs de craindre une phthisie hériditaire, ces précautions seraient insuf-
fisantes. L'émigration hibernale dans l'extrême
midi, ou mieux encore en Algérie, devient de
toute nécessité.

Cela est surtout nécessaire pour les jeunes
filles menacées et approchant de l'époque de la
puberté, sans que cela dispense des autres précautions que réclame cette période transitoire
très périlleuse.

Il est enfin un dernier moyen préservatif très
puissant et qui ne doit pas être négligé : *c'est
l'usage d'Eaux thermo-minérales appropriées.*
« Les eaux naturelles sulfo-sodiques, dit M. Pidoux, Eaux-Bonnes, Cauterets, etc., même les
eaux chlorurées-sodiques, *les bains de mer,*
quoique l'action de ceux-ci soit moins recons-
tituante, moins intime et jouisse d'une moins
grande portée d'action que celle des eaux de
Salées, de Salins, de Bourbonne, etc.; ces eaux,
dis-je, les sulfurées surtout, prises en boisson
et en bains me paraissent les moyens préventifs
les plus puissants contre ce lymphatisme et cet
herpétisme combinés qui, chez les enfants déli-
cats ou originellement entachés de la prédisposition tuberculeuse, doivent toujours faire craindre l'explosion de la phthisie. (2) »

Si puissante et si efficace que soit l'action
combinée de tous ces moyens, cette efficacité
étant toute individuelle, n'aurait qu'un champ
libre bien restreint, si elle n'était pas bénéficia-
ble pour la généralité, ou tout au moins pour le
plus grand nombre. Or, il existe dans nos grandes villes bien des catégories formant souche de
poitrinaires chez lesquelles l'instruction ne pé-
nètre que difficilement, et pour lesquelles les
préceptes de l'hygiène resteront lettre close tant

---

(1) Etudes générales sur la phthisie, p. 515.

(2) Loc. cit. p. 512.

qu'ils n'y seront pas portés par des mains gé-
néreuses, d'autant plus que ces préceptes viennent presque toujours s'y buter contre des causes
permanentes de misère et de détérioration.

Ces causes, tout le monde les connaît, ce sont
l'imprévoyance, les irrégularités du travail, une
alimentation mal réglée ou insuffisante, la négligente insouciance de l'aération, des habitudes
malsaines ou vicieuses, enfin l'insuffisance de
la calorification naturelle ou artificielle, et celle
des vêtements.

« Dans notre climat, dit M. Pidoux, l'ouvrier
devrait huit mois par an, avoir de la flanelle sur
la peau, de la tête aux pieds. Qu'on ne parle pas
de l'énormité de la dépense et de l'exiguité du
salaire, à peine suffisant pour les besoins pres-
sants de l'ouvrier et de sa famille. Le patron ne
devrait pas permettre qu'un ouvrier entrât dans
son chantier ou son atelier sans ce vêtement intime, recouvert de vêtements de fatigue simples, commodes et chauds. Ce serait une avance
qu'il ferait à l'ouvrier pour lequel la santé est
l'instrument de travail et la vie. Celui-ci subi-
rait chaque semaine ou chaque mois une faible
retenue jusqu'à ce qu'il se fut acquitté. »

— « Si de grandes mesures d'hygiène publi-
que, une ardente et généreuse préoccupation du
sort physique et moral des classes pauvres et ou-
vrières ne viennent pas au secours de la médecine dans cette œuvre de préservation, les races
disparaitront dans le gouffre de la phthisie des
misérables. »

— « Les masses humaines vouées à la phthisie par l'encombrement, la saleté, l'obscurité,
le froid, les privations et l'ignorance, n'en sor-
tiront jamais qu'avec le secours des classes qui
ont reçu le bienfait des lumières et de l'éducation. Quand j'appelle sur ce grand sujet l'atten-
tion et le cœur de la bourgeoisie et des classes
riches ; quand je les exhorte *à créer des associations pour l'extinction de la phthisie dans*

l'espèce, j'ai la conviction que rien n'est moins chimérique ; que cette pensée est simple, prati-que et immédiatement réalisable. » (1)

Aujourd'hui que, grâce à des circonstances récentes, nous connaissons mieux que par le passé l'efficacité anti-phthisique de la vie au grand air, ainsi que l'influence salutaire qu'a sous ce rapport le climat algérien, *l'urgence et l'utilité de semblables associations sont bien plus évidentes encore.*

C'est aussi la conclusion de notre œuvre et le but essentiel de ce travail. *Le programme de ces associations* sera très simple et se trouve déjà tout tracé d'avance.

Il s'agit pardessus tout de propager dans les classes déshéritées et dans les populations ou-vrières, les préceptes élémentaires d'hygiène que nous venons d'exposer (sans préjudice de ceux de la morale), et d'appliquer la bienfai-sance à la préservation de la phthisie et à sa gué-rison. Quels bienfaits ne réaliserait-on pas !

Pour tous les jeunes gens menacés, pour toutes les familles ouvrières, que le bien-être et le travail dans le climat plus doux de l'Algérie pourraient arracher à une mort prématurée, *l'association* serait une seconde providence.

Elle faciliterait leur déplacement et veillerait à ce qu'il soit fait en temps opportun, c'est-à-dire dès que se manifestent les premiers indices de la phthisie. Rien que dans les villes manufac-turières du centre et du nord, combien de mil-liers d'existences ne pourrait-on pas racheter ainsi chaque année !

Pour opérer ce changement de climat dans les meilleures conditions possibles, il suffirait que les associations des villes de France, après s'être mis en rapport avec les médecins des bureaux de bienfaisance, ainsi qu'avec ceux des ateliers divers, aient dans les principaux centres de l'Al-

---

(1) Loc. cit. p. 527.

…gerie des associations correspondantes ou tout au moins des membres correspondants. Tout cela est très faisable, car pour une œuvre aussi méritoire, il y a tout lieu d'espérer que les hommes de bonne volonté ne manqueront pas. Par ces moyens on pourrait connaître, jour par jour, au bureau central de l'œuvre, le nombre et la nature des emplois disponibles dans chacune des localités que nous avons citées, pour chaque corps de métier; si bien que chacun des protégés de l'œuvre aurait sa destination et sa position assurées avant que d'aborder dans sa nouvelle patrie.

Les frais eux-mêmes seraient peu considérables, l'État accordant déjà à tous les immigrants le passage gratuit sur les paquebots-poste. Quant à la traversée, c'est un épouvantail dont on s'exagère beaucoup les proportions; car se faisant en 36 heures en moyenne, et les paquebots partant de Marseille vers les 5 heures du soir, il s'ensuit que la plus grande partie du voyage se passe pendant les heures du sommeil, et qu'on n'a, par le fait, qu'une seule journée à dépenser pour contempler l'immense horizon, ou pour compter les marsoins qui viennent faire fête aux navires autour des îles Baléares.

*
* *

Telles sont les œuvres éminemment réparatrices que l'hygiène a encore mission d'accomplir. Nous avons le ferme espoir qu'elles ne resteront pas à l'état de théorie, et que dans la prochaine édition de cette Notice, il nous sera donné de constater des résultats pratiques réalisés.

Pour les individus, comme pour les sociétés, le rôle de l'hygiène est incessant et éternel comme celui de la morale divine, car l'hygiène est pour la partie physique de l'humanité ce que la morale est pour sa partie psychique.

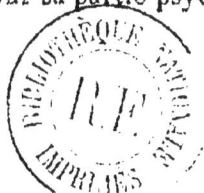

Ouvrages du même Auteur

1° *Considérations cliniques sur l'emploi médical des agents physiques*, Brochure in-8 de 80 pages, année 1860. Reproduite presque entier par la *Gazette de Médecine* dans la même année. — Paris, chez M. Victor Rozier, éditeur.

2° *Examen de la physique au point de vue de la biologie*. Petit volume in-12 de 286 pages. Extrait des feuilletons publiés par l'auteur dans la *France Médicale*, année 1864. — Paris, chez M. Gerner Baillière.

3° *Lettres sur la phthisie pulmonaire*. Brochure in-8 de 20 pages, extraite de la *France Médicale*, année 1874. — Paris, chez M. A. Delahaie.